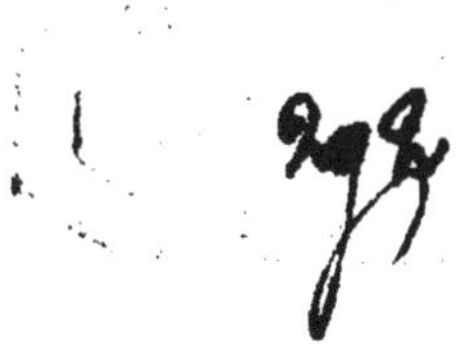

DERNIÈRES CONSIDÉRATIONS

SUR LES

INHUMATIONS PRÉCIPITÉES.

DERNIÈRES CONSIDÉRATIONS

MORALES, THÉORIQUES ET PRATIQUES,

SUR

LA COUTUME IMPRÉVOYANTE, ANTI-CHRÉTIENNE ET HOMICIDE

DES

INHUMATIONS PRÉCIPITÉES

ET SUR

LA NÉCESSITÉ DES MAISONS OU DÉPOTS MORTUAIRES.

ADRESSÉES

A LOUIS-NAPOLÉON

[illegible]

PAR

HYAC. L. DE KERTHOMAS,

MEMBRE DE LA SOCIÉTÉ POLYMATHIQUE DU MORBIHAN ET DE [illegible]
AUTRES SOCIÉTÉS SAVANTES.

LILLE

IMPRIMERIE [illegible] BRACKE, RUE DES PRÊTRES, [illegible]

1852

Il est parfaitement DÉMONTRÉ que des personnes, *qui ont été regardées comme mortes, sont revenues à la vie au moment où on allait les ouvrir ou les ensevelir, ou bien lorsqu'elles étaient déjà dans le cercueil, et même dans la tombe. On peut assurer que plusieurs d'entr'elles ne sont mortes que* POUR AVOIR ÉTÉ ENTERRÉES AVEC TROP DE PRÉCIPITATION. Cette funeste méprise TIENT A LA DIFFICULTÉ QU'ON ÉPROUVE, DANS CERTAINES CIRCONSTANCES, A DISTINGUER LA MORT APPARENTE. ORFILA.

La plupart des épreuves conseillées jusqu'à ce jour pour distinguer la mort réelle de la mort apparente, sont ÉQUIVOQUES et INSUFFISANTES... Les dispositions législatives actuellement en vigueur, relativement aux inhumations, en supposant même qu'elles soient rigoureusement observées, peuvent ne pas empêcher, dans certains cas, que l'on enterre des *individus vivants.* ORFILA *médec. légale.*

LE SIGNE LE PLUS CERTAIN DE LA MORT, EST LA PUTRÉFACTION BIEN CARACTÉRISÉE. ORFILA.

LA PUTRÉFACTION EST LE SEUL VRAI SIGNE DE MORT. PORTAL.

LES SIGNES DE LA MORT, LA PUTRÉFACTION EXCEPTÉE, NE SONT QUE NÉGATIFS. CHACUN D'EUX PRIS SÉPARÉMENT, EST INCERTAIN... CES SIGNES SONT TROMPEURS ET ONT TROMPÉ MILLE FOIS. THIÉRY.

PRINCE,

Je vous adresse le résumé d'une œuvre consciencieuse et philantropique.

Mais à quelle époque ! A quel lendemain saignant encore des luttes d'une journée néfaste !

Fatiguée de conquêtes, reposant en paix sur la riche moisson des palmes qu'elle avait cueillies, — depuis les bords du Rhin, jusque, par de-là les mers, sur le faîte même de l'orgueilleuse Chéops, — notre patrie commune s'est encore vue assaillir par quelques-uns d'entre ceux-là dont les pères avaient si vaillamment et si noblement escorté sa marche triomphale !

Que les enseignements du passé sont peu profitables !

Ni le souvenir de notre formidable union dont le symbole foudroyant répandait la terreur chez l'ennemi, et décimait ses phalanges ; ni le souvenir de cet échec désastreux qu'à l'heure de notre désunion nous essuyâmes au pas de nos Thermopyles, alors que

Devant la multitude,
L'aigle, du haut des airs,
Tomba de lassitude
Sur l'abîme des mers!..... (1)

Quoi! ni cette renommée immense, ni cette défaite inévitable: rien n'a donc pu arrêter leurs bras insensés?

Mais quel épisode lamentable viens-je d'évoquer? Et devant quel auditeur!

O supplice affreux d'un cœur magnanime que, sur un roc brûlant, les rois, suant la peur, ont fait enchaîner puis ronger par des vautours à figures humaines!.....

O sacrifié!!!...

O poétique vallée de Slane!... ô Sainte-Hélène!...

C'est là qu'avec préméditation fut sourdement cloué le cercueil du géant, vulnérable par un seul endroit,... par la trahison!!!

C'est là, sur ce rivage aride, qu'il a été précipité dans la gloire (2) et que, semblable au fils de la maritime Thétis (3), il a reposé vingt-ans dans la mort, afin d'être, comme ce hé-

---

(1) Extrait d'une Ode, par l'auteur.
« Il y a des pertes triomphantes à l'envi des victoires... jamais
» ces quatre victoires sœurs, les plus belles que le soleil ait vues
» de Salamine, de Platée, de Mycale, de Sicile, n'osèrent opposer,
» toute leur gloire ensemble à la gloire de la déconfiture du roi
» Léonidas et des siens au pas des Thermopyles. MONTAIGNE.

(2) In ipsam gloriam præceps agebatur. TACITE. *Vit. agricol.* n° 41

(3) V. Anthologie.

ros fameux de l'Iliade, exalté par les gémissements de la mer! ! ! . . . .
. . . .

Angleterre! Angleterre! ! ! . . . qu'est devenu l'objet de ton effroi et de ta honte ?

Je veux, moi, suppléant à ton silence, crier, ici, que l'Histoire impartiale à introduit la victime dans son temple auguste pour abriter, à jamais, sous ses ailes d'or, les grandes actions, auxquelles, indignement, tu refusas l'accès de ton foyer !

Ah! si l'excès de ton humiliation t'arrache un jour l'aveu d'un noble repentir :

Qu'alors, la nuée féconde des bénédictions célestes se répande sur toi !

Qu'alors, l'abondance et la paix visitent tes demeures !

Mais si ton sceptre prétend peser, oppressivement, sans cesse, sur les destinées du monde :

Puisse-tu, bientôt, *finir comme la superbe Vénise !*

Puissent les peuples coalisés renverser ta puissance égoïste!

De même que se sont ensevelis, dans le sol dévorant, Memphis, Carthage, Babylone, Tentyra, Thèbes aux cents portes et son tombeau magnifique d'Osymandué : puissent ces mêmes peuples promener la charrue sur les débris de tes palais inhospitaliers !

Et puissent-ils, enfin, planter l'étendard de la loyauté universelle sur l'emplacement de ton Léopard mutilé !

Quittant ce sujet, — car il fait mal ! — je me retourne vers toi, France malheureuse !

En voyant tes flancs meurtris, déchirés, nul ne saurait hélas! discerner, aujourd'hui, le fer étranger du fer parricide!.....

Cependant renaîs à l'espoir!... car voici qu'une parole d'en haut, s'est apitoyée sur le sort d'une nation veuve de tout plan providentiel!

Voici que, par un miracle incontestable et incontesté, le génie du bien l'emporte définitivement sur le génie du mal!

Accoudée tristement sur tes trophées impérissables; inquiète à la vue de la dispersion de tes enfants; préoccupée du dessein de les rassembler un jour sous ton bouclier, — si digne d'être décrit par un nouvel Homère; —disposée saintement à pardonner *à ceux qui ne savent ce qu'ils font* : renaîs à l'espoir!. . A l'espoir qui, pour les sociétés humaines, n'est pas, comme pour les individualités, un mot stérile!

Ecoute ce que l'Ancien des jours a publiquement annoncé à son Elu :

« Descendant du second Charlemagne,

» J'ai insinué le souffle de ma force audedans de tes reins;

» Sur ton front encore dépouillé du bandeau des Césars,
» j'ai posé le reflet de ma volonté immuable;

» Je t'ai marqué de mon sceau.

» Lève-toi!

» Saisis le timon du glorieux empire des Francs!

» J'ai placé dans la nue le flambeau que portent, devant
» ma face, les Thrones et les Dominations :

» Marche résolument dans les voies de cette autre terre » promise après laquelle soupirent les siècles !

» Marche !... Et, dans un élan spontané, les hommes de » foi et de volonté suivront, avec joie, bonheur et amour, » la trace de ton char splendide !

» Et ils s'écrieront, comme, jadis, mon prophète Roi :

» *Retirez-vous*, *aquilons furieux*; *vents du midi*, *soufflez* » *sur nous !*

» Et les hommes, tes frères, te béniront.

» Et, jusqu'à la dernière génération, les âges futurs énar- » reront ta gloire.

» Et, — si tu gardes mes institutions, — je te recevrai dans mon sein. (4) »

Prince, me laissai-je osément entraîner, ici, par un sentiment déplacé de flatterie ?

Ou n'est-ce point, plutôt, que l'évidence des faits accomplis, en partie déjà, vient légitimer l'enthousiasme réfléchi de celui qui, d'ailleurs ,—sauf, quelque jour, une réclamation pour madame sa mère, veuve d'un ex-officier du capitaine de vaisseau Jérôme Bonaparte dont les services ont été indignement méconnus, — n'ayant soif d'aucune faveur, d'aucune justice qui lui soit propre, cède naturellement le pas aux plus avides ?

Or, cette indépendance de l'âme, — indépendance acquise au prix de déceptions amères, — dédaignant d'aduler ce qui brille par sa seule raison d'être, me convie de faire

(4) Extrait d'un manuscrit, que j'ai dû lacérer

trêve à des préoccupations personnelles, afin d'appeler, en toute liberté d'esprit, votre sollicitude sur la prompte révision d'une loi qui, de nos jours encore, sanctionne tacitement, inhumainement, — anti-chrétiennement! — la coutume homicide des inhumations prématurées.

Prince, au milieu du concert unanime qui couvre les bruissements lointains de la tempête révolutionnaire, mes faibles accents pourront-ils monter jusqu'à vos oreilles?

Grâce au calme de votre attitude devant les événements sociaux qui nous pressent de toutes parts, et se succèdent avec rapidité, j'ose le penser.

Oui, plus fortement que jamais, j'aspire à un succès que, depuis longtemps, m'ont fait augurer, et l'unanimité des sympathiques comptes-rendus de la presse, et les encouragemens précieux des deux souverains : Louis-Philippe et Fréderic-Guillaume, auxquels, — pourquoi le tairai-je? — j'ai voué un culte basé sur la vénération et sur la reconnaissance.

Je suis, avec le plus profond respect, Prince,

de votre Altesse,

Le très-humble et très-obéissant serviteur,

HYAC. L. DE KERTHOMAS.

— Palamos, janvier, 1852.

DERNIÈRES CONSIDÉRATIONS

SUR LES DANGERS

DES INHUMATIONS PRÉCIPITÉES.

SOMMAIRE : DANGERS PERMANENS DES INHUMATIONS PRÉCIPITÉES. — NOUVEAUX FAITS SIGNALÉS. — VŒUX DE DIVERS CONSEILS GÉNÉRAUX DES DÉPARTEMENS. — AVIS DU CONSEIL DE SANTÉ DES ARMÉES DE TERRE. — DÉLIBÉRATION DU CONSEIL MUNICIPAL DE LA VILLE DE BEAUVAIS.—OPINION DE MM. LES DOCTEURS BOURGEOIS ET LA CORBIÈRE. — CONCLUSION.

LES INHUMATIONS PRÉCIPITÉES, ENTRAINENT DE FRÉQUENS ET DÉPLORABLES ACCIDENTS.
CONSEIL GÉN. DE LOT-ET-GARONNE

Ne laissez descendre mon corps dans le caveau, que *trois jours* après ma mort. WASHINGTON.

MONSEIGNEUR,

Dans la séance législative du 10 avril 1847, M. Abel Vautier, rapporteur d'une commission chargée de l'examen de trois pétitions sur les *Dangers des Inhumations précipitées*, — pétitions accompagnées de mémoires justificatifs, — s'exprima en ces termes :

« Ces mémoires présentent des faits et des récits

« pleins d'intérêt : l'on est frappé de l'importance « de la question et de la nécessité d'apporter au mal « *des remèdes prompts et efficaces, surtout quand on* « *ajoute à ces faits ceux qui se sont passés sous les* « *yeux de chacun de nous.*

« Aussi, Messieurs, chaque fois que cette question « a été soumise aux chambres, elles ont ordonné le « renvoi à M. le ministre de l'Intérieur.

« *Parmi les moyens indiqués*, CELUI QUI PARAIT « DEVOIR ETRE PRÉFÉRÉ, EST L'ÉTABLISSEMENT DES « MAISONS OU DÉPOTS MORTUAIRES, etc. » — *Moniteur* du 11 avril 1847.

Comme par le passé, reconnaissant la gravité de cette question humanitaire, — et s'associant au vœu si chaleureusement exprimé, à cette occasion, par l'honorable M. Vavin, — la chambre des députés ordonna le renvoi de ces trois pétitions au gouvernement, et ce, afin de provoquer, autant qu'il dépendait de son pouvoir constitutionnel, la révision de la loi et des réglements concernant la constatation des décès et la police des inhumations. Dans sa haute sollicitude, elle pria même M. le ministre de l'intérieur *d'engager les villes dont la position financière le permettrait*, A CRÉER DES MAISONS OU DÉPOTS MORTUAIRES.

Depuis lors, de nouveaux faits, jetant l'effroi et la consternation dans les esprits, sont venus justifier l'opportunité de cette sage recommandation.

Souffrez, Monseigneur, qu'avant de relater quelques-uns de ces faits déplorables, et remontant seulement à 1845, que je vous fasse remarquer la coïncidence providentielle qui a souvent existé entre l'époque des délibérations des chambres, — touchant mes réclamations, ainsi que celles de plusieurs autres citoyens, — et l'époque de divers cas d'*inhumations prématurées*.

Le 17 février 1845 (1) l'honorable M. Genty de Bussy, fait un rapport sur ma pétition : le même jour, comme pour faire ressortir l'urgence des mesures dont, depuis vingt ans, je demande l'adoption, — la presse quotidienne annonce qu'à Villeneuve-le-Roy, un jeune homme est sorti du cercueil dans lequel, vu son état apparent de mort, on l'avait déposé ! — Divers journaux du 17 ; le *Constitutionnel* et les *Débats* du 16 février 1845.

Le 10 avril 1847, nouvelles pétitions adressées à la chambre élective : 1° par M. Mosnier, docteur médecin ; 2° par M. Dufay ; 3° par moi. Eh bien : nouvel avertissement !

Un septuagénaire, se trouvant à l'hospice de Louvain, est considéré comme mort et déposé provisoirement dans la *salle des cadavres*. Le lendemain, lorsqu'on va chercher le prétendu mort pour

(1) Le 13 mars suivant, cette pétition fut favorablement accueillie par la chambre des pairs, et huit jours avant, la *Réforme* signalait un nouveau cas d'inhumation prématurée.

le livrer au scalpel des chirurgiens, on le retrouve debout et plein de vie ! — *Réforme* du 14 avril 1847.

Ainsi, — que de fois je l'ai montré ! — des hommes dont le décès a été scientifiquement constaté et officiellement enregistré, se réveillent inopinément sur les tréteaux, dans les temples, sur le seuil des cimetières, dans la fosse... Oui, des hommes exposés, *par notre imprévoyance*, à subir les épouvantables tortures du désespoir et de la faim, sortent publiquement du cercueil, *et à temps*, pour implorer la commisération du législateur...

Ici, le doigt de Dieu n'est-il pas visible ?

Et ne le voit-on pas paraître encore dans cet autre événement qui a précédé de quelques jours seulement l'ouverture de la dernière session monarchique : ?

Gazette de Cologne. On écrit de Wesel : le capitaine M... apprend que son fils est dangereusement malade. Sa femme accourt pour lui prodiguer ses soins ; mais, en arrivant, elle trouve l'objet de sa tendresse déja placé dans le cercueil ! En proie à la plus vive douleur, la pauvre mère pousse des cris perçants et se jette sur le corps prétendu inanimé... mais, ô douce joie ! tiré de sa léthargie par cet acte de désespoir, son fils rouvre les yeux ! (2) — V. le *Siècle* du 4 décembre 1847.

---

(2) Ceci nous rappelle la Conclamation. Properce nous apprend ce que l'on espérait de la conclamation, par ces vers qu'il met dans la bouche de Cynthie :

Oui, dans cette coïncidence de réclamations et de faits, il y a le doigt de Dieu !

Je vais mentionner, actuellement, quelques autres faits appartenant : 1° à la période 1846-1847, et dont plusieurs m'ayant été confirmés trop tard, n'ont pu trouver place dans ma dernière publication : *Angèle Dereuze* ; — 2° à la période 1848-1849 ; — 3° à celle de 50-51 et 52.

Un Israëlite de Lamarche s'est réveillé dans le cercueil pendant le transport en terre ! — (*Observateur de la Haute-Marne*; *Constitutionnel* du 29 janvier 1846.)

A Lanrac, près Bourg-sur-Gironde, la femme d'un riche fermier est sortie de léthargie trois heures après avoir été enterrée ! (*Journal de Bordeaux* ; *Débats* du 3 décembre et *Constitutionnel* du 8 décembre 1846.)

A Cluny, un ouvrier a également été plongé vivant dans la fosse. Le bruit de la terre qu'on jetait sur son cercueil a suffi pour le faire sortir du sommeil léthargique! (3)--*Rhône*, *Constitutionnel* du 8 décembre 1846.

At mihi non oculos quisquam inclamavit euntes,
Unum impetrassem, te revocante, diem.

Louis, *Lettres sur la certitude des signes de mort*, prétend, sur je ne sais quel fondement, que la conclamation n'a point été une épreuve pour constater la mort. Au surplus, il suffit de lire les premières *lettres* pour reconnaître qu'il y a, chez l'auteur, un parti pris d'élever des doutes sur les faits les plus clairement établis.

(3) Voici un événement analogue, mais plus terrible, dont je dois la communication à M. le Sénateur comte Siméon. A Lampaque,

Une femme, dont le décès avait été constaté à l'état civil de La Croix-Rousse, s'est réveillée avant l'heure des funérailles. Quelques moments de léthargie encore, et la terre recouvrait une nouvelle victime de notre imprévoyance ! — *Courrier de Lyon* du 21, et *Constitutionnel* du 23 avril 1847.

A Nice, une jeune fille anglaise ayant pris un breuvage composé de quelques gouttes d'acide prussique et d'un grain d'acétate de morphine, expire sous les yeux de sa mère. Six heures après, le médecin procède à l'autopisie : mais alors le sang jaillit, et l'on s'aperçoit, trop tard, hélas! que la jeune fille était seulement tombé en léthargie ! — (*National* ; *Siècle* du 24 avril 1847.)

La femme d'un fondeur en cuivre, à Perrache, étant pareillement tombée en léthargie, on procède à son ensevelissement, dans la persuasion où chacun est de sa mort. Mais le mari veut revoir une dernière fois les traits de sa compagne: on ouvre le cercueil et on constate que l'infortunée, après avoir vainement tenté de se débarrasser du linceul, s'est rongée les mains ! — (*Union Monarchique* du 26 mai 1847.)

---

près Rouen, une femme se réveilla au moment où on venait de la déposer en terre. On crut que le corps de cette femme était POSSÉDÉ DU DIABLE, et, AFIN DE JOUER UN BON TOUR A CELUI-CI, on se hata de combler la fosse! — *Garde national du Loiret*, 26 mai 1838.

A Sédan, un jeune enfant ayant cessé de donner signe de vie, on s'occupe des préparatifs de l'inhumation. Les invitations sont déjà faites, les cierges funéraires achetés, lorsque le père songe qu'il est nécessaire d'aller déclarer le décès à l'officier de l'état-civil. Toutefois, il veut d'abord serrer la main de son fils bien-aimé : à cette pression, le prétendu mort revient à la vie, et change en une joyeuse surprise la scène de tristesse et de deuil qui se préparait! (*Courrier français* du 14 juillet 1847.)

A l'hopital de Liège, deux internes étant descendus dans la *salle des décédés* pour y faire quelques études anatomiques, entendent, à côté d'eux, comme un bruit de respiration étouffée : grande est leur frayeur ! mais on finit par examiner les choses avec un peu plus de sang-froid, et on découvre, s'agitant convulsivement parmi les cadavres, le prétendu décédé de la veille! Grâces à des secours prompts et intelligents, celui que le corbillard devait enlever, le lendemain matin, est rendu complètement à la santé.

Ce qui précède s'est passé en septembre 1847. — *Phare de la Rochelle* du 3 novembre 1847.

Dans la commune de Beliet, (Gironde), une femme a été retirée vivante de la fosse ; portée au presbytère pour y recevoir des secours, la malheureuse expire bientôt dans des convulsions terribles, sans doute après avoir entendu réciter les prières de son inhumation ! — *Courrier français* du 29 janvier 1848.

A Rochefort, des sous-officiers de la marine, réunis pour rendre les derniers devoirs à un camarade, s'en retournent à leur caserne, en annonçant que le prétendu mort s'est réveillé alors qu'on se disposait à l'enterrer ! — *Constitutionnel* du 10 février 1848.

A New-Yorck, des doutes s'élevant sur la mort d'une jeune dame, on procède à son exhumation et on reconnait qu'elle s'est brisé deux doigts, évidemment pour tâcher d'ouvrir son cercueil ! — *Herald de New-Yorck*; *Gazette des Tribunaux* du 30 mars 1848.

On lit dans la *Presse* du 16 avril 1848 : « Mardi « de la semaine dernière, une femme de Nieule, près « Marennes, tomba évanouie, et ne donnant plus au- « cun signe de vie ; pendant 24 heures, on la crut « morte. La famille se mit en devoir de la faire enter- « rer. Pendant qu'on la transportait au cimetière St- « Sornin, un des porteurs sentit, à plusieurs reprises, « des mouvements saccadés qui lui parurent si extra- « ordinaires, qu'il crut devoir faire part de ses impres- « sions aux assistants. Ceux-ci prêtèrent l'oreille ; « mais n'entendant rien, on passa outre. Lorsque le « cercueil fut dans la fosse et que le fossoyeur jetait « la terre dessus, on entendit distinctement des gé- « missements étouffés et un bruit sourd, comme de

« violentes secousses dans la bière. Aussitot il pré
« vient M. le curé qui fit retirer le cercueil de la fosse
« et le fit transporter au presbytère. On l'ouvre, on
« ôte le linceul, et on croit, en effet, apercevoir en-
« core quelques mouvements. On envoie chercher un
« médecin; mais comme il s'écoula un temps assez
« considérable avant son arrivée, il déclara, après
« inspection, qu'elle était morte seulement depuis
« une heure !!

« Cet exemple prouve combien on devrait prendre
« de précautions, avant de procéder à l'inhumation
« de toute personne, sur la mort de laquelle il peut
« s'élever des doutes. »

Mais il ne s'était pas élevé de doutes sur la mort de cette infortunée! Mais il ne s'en élève jamais, je pense, sur la mort de tous ceux qu'on enterre..... *imprudemment*, à l'expiration, souvent même *avant* l'expiration du délai, déjà trop rapproché, des décès apparens !... Oui, *avant*; car il faut bien le redire : les héritiers sont si pressés de succéder que « *très souvent*, sur-
« tout dans les campagnes, où l'on n'a pas deux
« chambres... on active tant qu'on peut les funérail-
« les. (1) »

Débats du 25 janvier 1849: « l'*Echo de Périgueux*

(1) Dupin aîné. *Lettre à l'auteur*

« rapporte un bien malheureux accident, provenant de « la funeste habitude que l'on a d'ensevelir les per- « sonnes dès qu'on suppose qu'elles ont cessé de vi- « vre. Un jeune garçon de 26 ans se couche, un de ces « soirs, plein de santé, dans sa chambre où il avait « du charbon en combustion. Le lendemain, on ou- « vre la porte et on le trouve asphixié. On appelle un « homme de l'art qui lui trouve un peu de pouls et « le cœur encore chaud. On pratique deux saignées « successives, mais le sang ne vient pas. Enfin, après « lui avoir inutilement ouvert les veines, en trois en- « droits différents, on l'abandonne comme mort, et « on se dispose à l'ensevelir immédiatement. Cepen- « dant, quelqu'un fait observer qu'il conviendrait de « différer l'inhumation de 20 heures au moins. On y « consent, mais à la condition que le cercueil sera « déposé à l'église pendant ce temps là. Dans la nuit, « le sang de l'individu qu'on croyait mort à coulé par « les ouvertures pratiquées. Le lendemain, il a été « trouvé baigné dans son sang, et cette fois, bien « inanimé ! »

Presse du 16 mars 1849 : un journal publie le fait suivant :

« Un étrange évènement a mis, ce matin, en émoi « le quartier Notre-Dame-de-Lorette. On allait procéder « à l'enterrement d'un cordon-bleu de bonne maison,

« (Mademoiselle Bernard, place Bréda, 9) quand les « porteurs des pompes funèbres crurent sentir un « tressaillement dans le cercueil qu'ils chargeaint sur « le corbillard.

« On ouvre la bière, préalablement aspergée d'eau « bénite...., O surprise! la défunte était vivante. Un « témoin oculaire qui nous est venu raconter cette « scène, etc.

Akhbar, du 27 mars 1849.

« Ces derniers jours, le médecin de l'hôpital Saint-« Charles, à Cette, fut appelé à y constater le décès « d'un douanier. La mort fut reconnue certaine, et, 48 « heures après, eut lieu la cérémonie de l'enterrement. « Mais au moment de descendre le cercueil dans la « fosse, on s'aperçut que le corps s'agitait dans la « bière qu'on s'empressa d'ouvrir et qui contenait un « homme vivant. On transporta de nouveau ce mal-« heureux à l'hôpital, et, grâce aux soins qui lui ont « été donnés, il est aujourd'hui dans un état satisfai-« sant. »

Relativement aux périodes 1850, 1851 et 1852, je ne puis enregistrer, ici, les divers événements dont la presse a fréquement retenti.

Voici, toutefois, quelques uns de ces événements lamentables qui m'ont paru devoir être particulièrement vulgarisés :

Le journal le *Siècle*, au mois d'avril 1851, a signalé un nouveau cas de mort apparente. Le fait s'est passé à Montpellier où, grace à la sollicitude éclairée d'une religieuse et de M. Girbal, chef de clinique en cette ville, une jeune fille, tombée en syncope et déjà recouverte du linceul, a été soustraite au supplice horrible d'un enterrement prématuré.

La *Presse* du 24 aout 1851, a parlé d'une jeune femme qui étant *morte officiellement*, dans la maison des pauvres, fut enterrée à White-Curch, à environ 4 milles de la ville de Tripperary, après les 24 heures d'usage ; mais on avait pris son état de léthargie pour la mort. Dans le cercueil ouvert, on trouva la malheureuse baignée dans son sang !

Constitutionnel du 19 janvier 1852 : on lit dans le *Courrier d'Athènes*, du 7 Janvier :

Un jour de la semaine dernière, la femme d'un Persan bohémien, nommé Plassan, malade depuis quelque temps, parut rendre le dernier soupir. Le lendemain, on procéda à ses funérailles ; on l'avait déjà descendue dans la tombe et on avait jeté quelques pelletées de terre sur la bière, lors qu'on entendit des soupirs. On s'empresse de prodiguer les secours nécessaires à cette pauvre femme qui, revenue du sommeil léthargique, sort de sa bière et s'en retourne chez elle.

Que nous sommes imprévoyans !

Que nous sommes inhumains !

Assisterons-nous donc sans cesse au spectacle navrant des inhumations prématurées, sans ressentir autre chose que l'émotion d'une tardive et stérile pitié?

A la vue de tant de scènes lamentables, une sainte indignation s'emparant enfin de tous les cœurs généreux, n'arrêtera-t-elle pas, — souffrez, Monseigneur, que je le dise, — le cours de tant d'assassinats tolérés, en faisant succéder une institution de haute humanité, au fantôme évanoui d'une science de mots (5) ?

Ah! je le reconnais avec douleur, et je le proclame ici :

« Le respect pour la vie de nos semblables, n'est « pas encore suffisamment enseigné dans nos sociétés « modernes. Un mort ne nous semble guère qu'un

---

(5) Je ne m'en prends ici qu'à cette branche éhontée de la médecine dite *infaillible* est ainsi proclamée encore par quelques charlatans officiels.

Pour motiver une réforme dans la législation, il ne serait aucunement nécessaire que les événements dont il s'agit fussent aussi nombreux qu'il est permis de le supposer. La question se réduit à savoir si les praticiens peuvent se méprendre sur les signes de la mort. Or c'est ce dont on ne peut douter, *scientifiquement parlant*.

Remarqu'ons d'ailleurs, qu'il y a de bons et de mauvais praticiens, de même qu'il y a de bons et de mauvais légistes. Au moyen des SALLES D'ATTENTE, toutes les craintes seraient dissipées.

« partant qui cède sa place, et dont le retour serait « plus génant qu'utile. » (6)

Considérez, Monseigneur, que *tous ces cas de résurrections naturelles sont généralement dûs à des circonstances indépendantes de la sollicitude humaine*; qu'évidemment d'horribles drames s'accomplissent, à notre insu, mais par notre faute, dans les cimetières où nul être vivant ne peut porter ses pas sans appréhender d'y fouler la fosse d'un martyr!

Ea est conditio mortalium ad has et ejusmodi fortunæ occasiones gignimur, ut de homine ne morti quidem debeat credi.

Telle est la condition des hommes; ils sont exposés à des jeux de hasard tels, qu'on ne peut même se fier à la mort!

Pline *hist. nat.* Liv. VIII chap. LII.

Or, combien de maladies, combien d'accidents, de causes internes ou externes, peuvent occasionner des morts apparentes!

La syncope, la catalepsie, l'esquinansie, l'extase, la chorée, la lipothymie (7), la coqueluche, l'apoplexie, l'épilepsie, la grossesse et ses suites, le croup, le sphacèle, les convulsions, l'éclampsie, la faim, etc.

---

(6) Emile Souvestre. *Lettre à l'auteur.*

(7) Ce mot, composé de mots grecs, signifie, littéralement: *un délaissement d'esprit*. C'est le premier dégré de syncope.

— Les chutes, les contusions violentes, la strangulation, l'ivresse, la chaleur, l'air méphitique, les corps étrangers arrêtés dans la glotte, la trachée artère et l'œsophage, etc.

Afin de démontrer combien d'esprits éclairés partagent cette appréhension terrible, je vais résumer ici : 1° les vœux émis pas divers conseils généraux des départements; 2° l'avis du conseil de santé des armées de terre; 3° une délibération du conseil municipal de la ville de Beauvais; 4° l'opinion de MM. J. Bourgeois et La Corbière, docteurs-médecins; 5° L'opinoin des plus savans praticiens sur les prétendus signes de la mort. Je concluerai ensuite.

1 Analyse des vœux de divers Conseils généraux des départements.

VIENNE. — Le Conseil émet le vœu que le délai fixé pour les inhumations courre depuis la déclaration des décès et soit augmenté de 24 heures. (8) *Intérieur* 1834.

VIENNE. — Rappel du vœu qu'il a émis dans la session de 1834. *Intérieur* 1835.

SARTHE. — Vœu pour la révision de la législation sur les inhumations et pour l'ÉTABLISSEMENT, *dans*

(8) 12 heures, sinon 24 heures.

chaque commune, DE LIEUX D'ATTENTE *où seraient déposés les morts avant leur ensevelissement.* — *Intérieur* 1835.

SARTHE. — Le Conseil renouvelle le vœu déjà exprimé touchant la révision de la législation sur les inhumations, et l'ÉTABLISSEMENT, *dans chaque commune*, DE LIEUX D'ATTENTE *pour les morts, avant leur ensevelissement.* — *Intérieur* 1836.

LOT ET GARONNE. — LES INHUMATIONS PRÉCIPITÉES ENTRAINENT DE FRÉQUENTS ET DÉPLORABLES ACCIDENTS. Le Conseil demande que le Gouvernement examine la question de savoir *si le délai de 24 heures exigé par la loi est suffisant*, et que, dans tous les cas, il tienne strictement la main à l'exécution de cette loi. — *Intérieur* 1839.

AUBE. — Les annales de la médecine OFFRENT TROP D'EXEMPLES D'INHUMATIONS FAITES AVANT DÉCÈS, et celles de la justice TROP DE PREUVES D'ASSASSINATS CONSTATÉS APRÈS L'INHUMATION DES VICTIMES (9) *pour qu'il n'y*

---

(9) On lit dans le *Siècle* du 8 septembre 1846.

« *On apporte une telle négligence dans les campagnes à constater les décès* que souvent les causes de la mort sont ignorées et que l'impunité est assurée au crime. Voici un exemple qui nous offre une triste preuve de ce que nous avançons, car il a fallu des circonstances particulières pour dénoncer le coupable à la justice.

» Dans la petite commune de l'Arche [Basses-Alpes], la femme du sieur D... mourut, et l'on écrivit à son frère, à Paris, qu'une indigestion avait causé sa mort. Celui-ci fit, huit mois après, un voyage

ait pas nécessité d'assurer la constatation des décès par des médecins jurés. — *Justice et cultes* 1839

SAÔNE-HAUTE. — FRAPPÉ DES DANGERS QUI RÉSULTENT DES INHUMATIONS PRÉCIPITÉES, le Conseil émet le vœu que le gouvernement prenne des mesures *pour les prévenir d'une manière efficace.* Le Conseil indique, comme moyen d'y parvenir, *l'obligation de faire constater les décès par un médecin, partout où il sera possible*; *la défense, avec sanction pénale, d'ensevelir les morts avant un délai déterminé*; L'ÉTABLISSEMENT, *dans les villes*, d'UNE CHAMBRE MORTUAIRE. — *Intérieur* 1845.

VOSGES. — Vœu pour que le gouvernement recherche les mesures les plus propres *à prévenir* LES DANGERS DES INHUMATIONS PRÉCIPITÉES et examine, notamment, la question de savoir *s'il ne serait pas possible* D'ÉTABLIR DES SALLES MORTUAIRES *dans les cimetières des communes*, et de prescrire les précautions

---

à l'Arche, et quelques habitants lui apprirent que les personnes qui avaient enseveli sa sœur avaient remarqué qu'elle avait le crâne enfoncé, la machoire brisée et le corps couvert de blessures, mais qu'on s'était bien gardé de dénoncer ces faits à la justice, parce que c'était déshonorer la commune, perdre de réputation une famille, et s'exposer à être appelé en témoignage à vingt lieues de là. Il parait que D... avait tué sa femme parce que celle-ci ne voulait pas consentir à ce qu'il consommât une spoliation à l'aide d'un abus de confiance

» Alors seulement, à la diligence du frère, la justice fut informée, l'autopsie eut lieu, et la mort violente fut constatée. D... fut conduit à la prison de Barcelonnette, où nous apprenons qu'il s'est pendu

déjà usitées dans quelques états étrangers. — *Intérieur* 1845.

Saône-Haute. — Vœu reproduit pour que le gouvernement prenne des mesures efficaces *pour prévenir* LES DANGERS DES INHUMATIONS PRÉCIPITÉES. — *Intérieur* 1845.

Sarthe. — Le Conseil émet le vœu que la loi que M. le Ministre de l'Instruction publique s'est engagé à présenter aux Chambres ait pour but de donner satisfaction aux intérêts de l'humanité, de la science et du praticien. Cette loi doit assurer des secours aux indigents malades des campagnes, aux colons affligés par des maladies épidémiques, ET METTRE UN TERME A L'ABUS SI DÉPLORABLE ET SI RÉPANDU DES INHUMATIONS PRÉCIPITÉES. — *Médecine, Agriculture et Commerce* 1846.

Je regrette de n'avoir pas sous les yeux les vœux exprimés par les conseils généraux, dans les sessions ultérieures.

II. Avis du Conseil de Santé des armées de terre.

L'avis qui a été émis par le Conseil de Santé des armées de terre, sera encore, je n'en doute pas, d'une autorité imposante :

Consulté, en 1846, par M. le Ministre de la guerre, sur le mérite d'un ouvrage relatif aux *dangers des in-*

humations précipitées, ouvrage dans lequel j'énumérais, pour les réfuter, la plupart des *signes prétendus infaillibles de la mort*, et dans lequel j'insistais pour L'ÉTABLISSEMENT DES DÉPOTS MORTUAIRES, ce Conseil a déclaré que le sujet traité par moi *était important* ; qu'il y avait utilité à répandre cet ouvrage ; notamment à en autoriser l'achat pour les bibliothèques des hôpitaux militaires. (10)

III. Délibération du Conseil municipal de la ville de Beauvais.

En 1846, le Conseil municipal de la ville de Beauvais examinait la question de savoir s'il convenait de créer un *médecin vérificateur des décès*. La commission, qui s'était prononcée pour l'affirmative, est restée presque seule de son avis : dix-sept voix, contre huit, ont déclaré *que cette mesure serait* INSUFFISANTE.

IV. Opinion de MM. les docteurs Bourgeois et La Corbière.

Quelques jours avant la délibération significative dont je viens de faire mention, M. le docteur Jules Bourgeois, membre de l'Athénée du Beauvaisis, m'ayant fait l'honneur de rendre compte de quelques unes de mes publications sur les *dangers des inhuma-*

---

(10) Lettre de M. le Ministre de la guerre à l'auteur; 1846 — Ce conseil était composé de MM. Moizin, Bégin, Pasquier, Brault, Baron Michel, Baud, Judas, secrétaire.

tions précipitées, terminait par ces mots que je suis heureux, Monseigneur, de pouvoir livrer à vos méditations :

«... Dira-t-on encore, après ces faits, que dans une » ville où tous les médecins sont connus de l'officier » de l'État-civil, un certificat du médecin-vérificateur » des décès offre plus de garantie qu'un certificat du mé» decin qui a soigné le défunt pendant sa dernière mala» die? Dira-t-on que le titre de vérificateur des décès lui » donnera des connaissances que n'ont pas eues ou » que n'ont pas les Winslow, les Vésale, les Ambroise » Paré, les Haller, les Bichat, les Portal et les Marc, » Olivier, Orfila, etc. ?

» Non ; toute science humaine a des limites, et la » science du médecin a aussi les siennes qu'il faut » franchement reconnaitre. Ayons donc le courage et » la loyauté d'avouer et d'indiquer les limites de nos » connaissances, et confessons *qu'il n'y a d'autre si-* » *gne certain* de la mort qu'un commencement de *pu-* » *tréfaction cadavérique*.

» Un médecin vérificateur des décès serait donc » complètement inutile dans notre ville, et l'argent » que lui donnerait la commune ne servirait qu'à ins» pirer une fausse sécurité qui pourrait bien un jour » être suivie de quelque cruelle déception.

» Mais, dira-t-on, vous voulez donc que dans cha-

» que famille on attende la putréfaction d'un cadavre?
» Ce serait vouloir développer des germes de maladies
» et même d'épidémies cruelles. Non pas : nous vou-
» lons la sécurité publique, et l'exécution de la loi
» dans sa lettre et dans son esprit.

» La loi ordonne que les cimetières soient situés à
» une certaine distance des habitations : le cimetière
» de Beauvais remplit, à cet égard, toutes les condi-
» tions que la loi exige ; il est par conséquent possi-
» ble, et nous ajouterons qu'il serait indispensable d'y
» construire une salle d'attente destinée à recevoir
» provisoirement, *à l'issue de la cérémonie religieuse*,
» c'est-à-dire 24 heures au moins après la mort ap-
» parente, tous ceux dont on aurait déclaré le décès.
» Nous voudrions que les corps y fussent apportés
» dans une bière non clouée, et le visage non recou-
» vert du linceul, puis déposés dans la salle d'attente.

» Cette salle d'attente serait séparée, par un vitrage
» non mobile, d'une *chapelle mortuaire* desservie
» quotidiennement par un prêtre, aux frais de la com-
» mune. Nous avons consulté, pour l'établissement de
» cette chapelle, une autorité compétente dont les
» vœux, à cet égard, sont exactement conformes aux
» nôtres. Ce n'est donc pas de ce côté qu'on rencon-
» trerait des difficultés d'application.

» Nous voudrions, enfin, que les corps restassent dé-

» posés dans cette salle d'attente jusqu'à ce que le
» seul signe certain de la mort permette de les enterrer en toute sécurité. Ce seul signe certain de la
» mort, c'est le commencement de la putréfaction cadavérique ; — est-il besoin d'un médecin pour le
» constater ? Non, car tout le monde est apte à reconnaitre la couleur verdâtre des parois abdominales.

» La mesure que nous proposons, offre cet avantage qu'elle permet, enfin, que les articles 77 et 80
» du code civil soient exécutés ; car l'officier de l'Etat
» civil, *se transportant* auprès des personnes décédées, pourrait *constater lui-même*, comme la loi
» l'exige, la réalité du décès, et délivrer, alors, son autorisation en toute sécurité.

» On nous objectera, comme on l'a déjà fait à ceux
» qui ont proposé des mesures analogues, que nous
» allons créer auprès de la ville un foyer de putréfaction, source de maladies. La science et les faits ont
» déjà répondu pour nous à cette objection ; en Allemagne, ces salles d'attente existent, et, grâces aux
» précautions qu'on y prend et dont l'emploi est si simple, il n'en est jamais résulté aucune maladie.

» En résumé, voici ce que nous demandons :

« 1° Qu'on maintienne l'usage d'un certificat du
« médecin qui a soigné le défunt dans sa dernière maladie ;

« 2. Qu'on établisse une salle d'attente dans le ci-
« metière ;

« 3. Qu'une chapelle adjacente à cette salle, mais
« n'ayant avec elle aucune communication par où l'air
« vicié puisse s'introduire, soit érigée dans les an-
« ciens bâtiments du cimetière ;

« 4. Qu'aucune inhumation n'ait lieu *sans* une au-
« torisation de l'officier de l'*État-civil*, *qui ne pourra*
« (ce sont les termes du code civil), *la délivrer* qu'a-
« près s'être transporté auprès de la personne décé-
« dée pour s'assurer du décès ». — V. le *Progrès de l'Oise* du 21 Juillet 1847.

Puisse la municipalité de Beauvais, adoptant les propositions du savant praticien, donner ainsi à la France un utile et glorieux exemple ! — Le projet de SALLE D'ATTENTE de M. Jules Bourgeois est, à peu de choses près, celui que j'ai remis au gouvernement, en 1833.

Je ne saurais mieux faire connaître l'opinion de M. La Corbière, docteur-médecin à Paris, qu'en transcrivant, ici, son apostille placée en marge de la pétition ci-dessus mentionnée de M. Dufay, — *pris pour mort il y a quelques années* !

« Je soussigné, docteur en médecine de la faculté
« de Paris, membre de la Légion-d'Honneur, etc., joins
« bien volontiers, bien instamment mes vœux à ceux

» de l'honorable pétitionnaire, pour la réalisation des » améliorations sociales qu'il sollicite à si juste titre » des hauts pouvoirs de l'Etat ; améliorations qui, en » partie du moins, — les inhumations prématurées, » — font en ce moment l'objet des méditations d'une » commission scientifique à laquelle j'ai l'honneur » d'appartenir ; qui sont déjà acquises à d'autres pays » beaucoup moins avancés que le nôtre en civilisation, » ET QUI NE SAURAIENT, SOUS PEINE DE LÈSE-DIGNITÉ NA- » TIONALE ET DE LÈSE-HUMANITÉ, ÊTRE PLUS LONGTEMPS » REFUSÉES A LA FRANCE PROGRESSIVE ET LIBÉRALE. » — Paris 1846.

V. Examen théorique des prétendus signes de la mort.

Plusieurs personnes, — entr'autres un officier de santé, — m'ont adressé cette objection, « que les » signes qui caractérisent la mort étant actuellement » aussi nombreux que bien connus, on ne pouvait, » sans une folle témérité, douter, à cet égard, » d'une science qui est représentée, — notamment » par les Ricord, les Delpech, les Chomel, les Cam- » paignac, les Andral, les Cruveilhier, les Vel- » peau, etc. »

Mais, la vie des hommes, de 35 millions d'hommes dont se compose la nation française, est-elle donc placée sous la sauve-garde immédiate de ces honorables exceptions qui existent, je le sais, dans la plupart de nos villes ?

Sont-ils, peuvent-ils être mis à la disposition de tous ?

Et êtes-vous bien certain que ces hommes éminents par le savoir, par l'expérience, par la modestie, ne soient pas plus en garde qu'aucun autre contre ce que vous appelez les signes de la mort ?

Souffrez que j'établisse une comparaison :

Parce qu'il existe un grand nombre de chirurgiens, confierez-vous, volontiers, au premier chirurgien venu, le soin d'une grave opération ? l'amputation d'un bras, d'une jambe ?

Non, sans doute.

Mais si vous êtes tant craintif et tant circonspect pour ce qui regarde votre bras, votre jambe, — la partie, enfin, — le serez-vous donc moins relativement au tout ?

Oserez-vous répéter que tous les médecins, tous les officiers de santé, tous ceux qui, même à Paris, exercent sans être pourvus d'un diplôme, oserez-vous certifier publiquement, — et non dans une lettre dont j'ai jugé à propos de mépriser l'inconvenance, — que *tous, même ceux qui exploitent nos campagnes, ont le coup d'œil assez sûr* (11), assez per-

---

(11) Textuel.

çant, la science assez infuse *pour bien distinguer*, durant une courte visite, ce que vous appelez complaisamment, *les signes évidents et nombreux de la mort?*

Ne vous hâtez point d'insister; car, je l'ai dit, la Presse qui ne cesse de tonner contre l'abus épouvantable des inhumations trop promptes, viendrait donner un cruel démenti à votre étrange assertion.

Et quels sont, dites-moi, ces signes de la mort dont — à l'insu, sans la participation des corps savants — vous proclamez l'existence?

Je vous écoute; et, afin de vous répondre, afin d'édifier quiconque est entièrement étranger à la science médicale, je résumerai, en même temps, une partie de ce qu'ont dit les maîtres en pareille matière.

LA RIGIDITÉ CADAVÉRIQUE?

Mais la rigidité n'est pas plus un signe de la mort réelle, que la mollesse, la flaccidité des muscles ne sont des signes de vie. Dans certaines maladies convulsives, le jeu des articulations est anéanti, et les membres demeurent dans un état complet d'extension jusqu'à la cessation du paroxisme. Chez les asphyxiés par le froid, il y a rigidité des membres, engourdissement, perte de tout mouvement, etc. Chez les cataleptiques, les muscles conservent la position qu'on leur donne. Et il est encore ainsi à l'égard des individus qui tombent en syncope (12).

Bichat, Haller, etc., ont nié, d'ailleurs, que cette rigidité fût constante. Souvent, elle n'arrive que tard après la mort, notamment dans les maladies du cœur. Chez les personnes mortes d'hydropisie, de leucophlegmatie, de fièvres putrides, etc., les jointures conservent une certaine souplesse et une certaine chaleur.

Objecterez-vous, néanmoins, qu'il faut distinguer la roideur cadavérique de celle qui a lieu dans la congélation ou qui accompagne un état convulsif des muscles?

Mais c'est là une distinction subtile, difficile à établir et relativement à laquelle les praticiens ne sont point d'accord. Et, croyons-le bien: les opposants ont raison, *puisque les accidents que cet ouvrage a pour but de signaler ne cessent de se répéter, — surtout dans les campagnes* (13).

«....... Nous n'hésitons pas à dire que MM. Orfila,
» Bouillaud, etc., ont trop généralisé, et qu'en suivant

---

(12) Voyez Davis. *Projet de réglement concernant les décès; etc.* Édit. Verdun. 1806.

(13) Cette réflexion m'a été faite de nouveau par mon respectable ami, celui-là même que la vénération publique désigne sous ce nom : LE PETIT MANTEAU BLEU !

» ce principe, on pourrait être souvent induit en er-
» reur par certaines roideurs observées dans les ca-
» davres qui ne sont point la rigidité cadavérique(14). »

« La rigidité cadavérique est un des signes les plus
» sûrs, sans être cependant incontestable (15). »

L'INSENSIBILITÉ ?

Mais une foule de phénomènes aussi authentiques que bien décrits démontrent que dans les paralysies, les asphyxies, les apoplexies, etc., tous les indices du mouvement et de la sensibilité disparaissent. — Durant les accès de la catalepsie, par exemple, les corps sont insensibles; il est vrai que, dans ce cas, l'ouïe et, parfois la vue, subsistent encore ; et que — chose horrible ! — les malheureux dont les corps sont ainsi engourdis peuvent assister au spectacle de leur inhumation !

« Les nerfs peuvent être engourdis à un tel point,
» que les signes de la vie peuvent être comme anéan-
» tis pendant quelques jours (16), etc. »

L'état d'insensibilité est un signe tellement incertain « qu'on peut souffrir des incisions cruciales de

---

(14) Julia de Fontenelle. *Recherches Médico-légales sur l'incertitude des signes de la mort* ; etc., 1834.

(15) Voyez la note précédente.

(16) Voyez Davis. *Projet de réglement concernant les décès;* etc. Edit. Verdun. 1806.

» toute l'étendue du bas-ventre sans donner des signes
» de vie. Il y a plus : on peut encore, sans donner au-
» cun signe de sensibilité, souffrir l'incision des tégu-
» ments et des muscles de la poitrine ; celle des car-
» tilages des côtes ; etc. (17). »

LE DÉFAUT DE BATTEMENT DE COEUR ET DE PULSATION DES ARTÈRES ?

Mais écoutez ce que dit, à ce sujet, l'immortel Harvey, celui qui renversa, par ses brillantes démonstrations, la fausse théorie de ses prédécesseurs :

« Il y a des animaux à sang chaud qui vivent long-
» temps sans pouls ; quelques-uns demeurent cachés
» sous terre pendant tout l'hiver, et ils vivent, quoi-
» que leur respiration s'arrête, quoique leur cœur soit
» sans mouvement. »

Ecoutez encore ce que disent là-dessus nos théoriciens et nos praticiens modernes :

« Cette fonction de la vie peut être suspendue, sans
» qu'il y ait mort réelle.

» Le docteur Stevenson (*Essais et observations de*
» *la société d'Edimbourg*) est persuadé qu'après que
» les mouvements du cœur, des artères et des pou-
» mons ont cessé, il reste encore une petite portion

(17) Bruhier. *Dissertation sur l'incertitude des signes de la mort*, 2 vol. 1745-1749.

» de vitalité qui mérite de l'attention, *et que la né-*
» *gligence de ce fait a plus d'une fois entraîné des*
» *résultats déplorables* (18). »

LA SORTIE SPONTANÉE DES MATIÈRES FÉCALES ?

Mais cet indice, tiré de l'état du sphincter de l'anus, est excessivement trompeur.

Dans les diarrhées, dans les dyssenteries, dans les maladies nerveuses, dans la paralysie, dans les attaques d'épilepsie, les matières fécales sont poussées au dehors, quelque effort que l'on fasse, et quoique le sphincter n'ait point perdu sa faculté contractile. — Et contrairement, dans l'état de mort, les excréments peuvent être retenus, parce que le sphincter a conservé sa contractilité (19).

L'AFFAISSEMENT DE LA CORNÉE TRANSPARENTE, ET LE DÉFAUT D'ÉCLAT DES YEUX ?

Mais il y a des cadavres dont les yeux ont autant, sinon plus d'éclat que ceux des vivants. Dans les asphyxies par méphitisme, dans les apoplexies, la cornée appelée transparente, conserve toute sa pellucidité, tandis qu'il y a des individus chez qui cette mem-

---

(18) *Dictionnaire de médecine*. 2e édit. 1839.
La personne à qui je m'adresse ici, plus en particulier, sait on ne peut mieux à quoi s'en tenir, relativement à l'inobservation de ce fait.

(19) Voyez Davis. *Projet de réglement concernant les décès*; etc Édit. Verdun. 1806.

brane est constamment trouble, par l'effet d'une ophthalmie chronique, ou de quelque autre maladie.

» Quoique ce signe accompagne très souvent la » mort, il peut aussi se rencontrer durant la vie (20). »

« S'il est vrai de dire qu'en général, les yeux se » ternissent et s'enfoncent après la mort, il est également constant que cet effet ne s'observe pas toujours ; qu'il a quelquefois lieu du vivant de l'individu (21). »

L'immobilité de la pupille n'est pas, non plus, un signe évident de mort; elle a lieu dans l'amaurose ou goutte sereine, dans l'asphyxie, la catalepsie et certaines affections vaporeuses.

LE REFROIDISSEMENT ?

Mais ceci est une plaisanterie. Les individus qui sont asphyxiés par submersion, et qu'on a le bonheur de sauver, prouvent combien ce signe est équivoque par lui-même. Ils sont froids comme glace.

Il en est souvent ainsi, relativement aux individus qui se trouvent atteints d'une maladie nerveuse quelconque, etc., et qui, étant réputés morts, sont exposés imprudemment à l'air non tempéré.

---

(20) Dictionnaire de médecine, 2. édit. 1839.

(21) Orfila. *Secours à donner aux personnes empoisonnées et asphyxiés* 2e édit. 1825, page 244.

« ... Ce refroidissement, n'étant que le résultat de
» la suspension de la respiration et de la circulation,
» est, par conséquent, un des signes les plus incer-
» tains de la mort... Nysten, et plusieurs autres au-
» teurs assurent que les asphyxiés par le charbon
» peuvent être très chauds pendant 12 heures.....
» Nous dirons, en outre, que le refroidissement gé-
» néral du corps peut exister, pendant la vie, à un
» dégré aussi élevé qu'après la mort, dans quelques
» affections nerveuses, et surtout pendant la dernière
» période de l'hystérie (22). »

LA FACE CADAVÉREUSE OU HYPPOCRATIQUE ?

Mais la diminution de l'énergie du principe vital suffit pour occasionner une paleur mortelle. Les filles qui ont les pâles couleurs; plusieurs personnes attaquées d'engorgement ou d'obstruction des viscères abdominaux; certains hydropiques, etc., ont la figure d'un jaune pâle, et semblent n'avoir pas plus de vie que les cadavres.

La plupart des individus qui sont complètement asphyxiés par les gaz délétères ont, au contraire, le visage et les joues vermeils, colorés comme celui des personnes en santé.

La lividité, symptôme de presque toutes les ca-

---

(22) *Dictionnaire de médecine*, 2e édit. 1839.

chexies, n'indique pas plus un état de vie qu'un état de mort.

LE DÉFAUT DE REDRESSEMENT DE LA MACHOIRE INFÉRIEURE, APRÈS QU'ELLE A ÉTÉ ABAISSÉE AVEC FORCE ?

Mais, « Ce signe qui a été donné par Bruhier est » mauvais sous tous les rapports ; car, d'une part, on » peut le rencontrer dans la syncope, et de l'autre, » la mâchoire peut se redresser par un reste de con- » tractilité des tissus. L'on peut même ajouter que, dans » certains cas, la bouche restant béante après la mort, » il est impossible de constater ce phénomène (23). »

LE REGORGEMENT DES LIQUIDES ?

Mais dans l'évanouissement, dans l'asphyxie et dans certaines maladies nerveuses, il y a parfois suspension des fonctions vitales à un dégré tel, que les muscles du pharynx perdent leur force tonique, et l'œsophage son mouvement péristaltique. Comment voulez-vous, alors, que les liquides parviennent à l'estomac ? Les mouvements des muscles qui servent à la déglutition sont impossibles.

L'INSENSIBILITÉ DE LA MEMBRANE PITUITAIRE ?

Mais dans certains cas de mort apparente, les errhines ou sternutatoires, les piqûres faites à cette mem-

(23) *Dictionnaire de médecine*. 2e édit. 1859.

brane, ont souvent été impuissants pour rappeler à la vie; et on a employé, avec succès, des moyens plus énergiques. Cette membrane, d'ailleurs, est susceptible de paralysie comme toute autre partie du corps.

L'AFFAISSEMENT ET LE FRONCEMENT DES LÈVRES ?

Mais cet affaissement et ce froncement existent très rarement dans les cas de mort par asphyxie, apoplexie, hydropisie, etc.

Les filles d'une constitution délicate et irritable sont sujettes aux spasmes des muscles de la face, et, par conséquent, à la distorsion des lèvres ; distorsion qui s'observe aussi dans le rire sardonique, dans les paralysies, dans le *chorea sancti viti*.

Dans plusieurs autres cas encore, il y a des individus réellements morts, chez qui un pareil état de lèvres n'a pas lieu.

LES TEMPES CREUSES ET LE NEZ EFFILÉ ?

Mais tous ces signes, qui se font remarquer chez certains malades, dénotent simplement un grand accablement du principe de la vie, et non pas une mort réelle.

LA PERTE DE LA TRANSPARENCE DE LA MAIN ? (24)

Màis « ..... M. Orfila a fait connaître combien ce

(24) Phénomène que l'on constate en plaçant la main du cadavre entre l'œil et une lumière.

» signe offre peu de certitude, puisque les doigts
» d'individus morts depuis deux jours offraient cette
» transparence (25). »

LA RÉUNION DE TOUS CES SIGNES ?

Mais, outre que ce phénomène se présente rarement, soit tout d'abord, soit même dans un temps donné, il demanderait, pour être étudié, des observateurs tels et en tel nombre, qu'il est inutile d'insister sur ce point.

Diverses expériences vulgairement usitées pour vérifier si la mort est imparfaite ou absolue, doivent être rappelées ici, d'autant plus que leurs faux résultats n'inspirent que trop souvent une fatale sécurité ; sécurité qui coute la vie à un grand nombre de citoyens.

1° *On place près de la bouche la flamme d'une bougie. Si cette flamme reste immobile, on en tire la conclusion que le sujet est mort.*

Bornons-nous à rappeler ici que, dans tous les cas de mort apparente, le souffle vital étant suspendu, l'expérience dont il s'agit ne vaut rien, relativement à la constatation de l'état de mort absolue.

2° *On place un fil très délié sous les ailes du nez ou devant la bouche.*

---

(25) *Dictionnaire de médecine*. 2e édit. 1839.

Même observation.

3° *On approche un miroir de la bouche.*

Même observation encore. — Les asphyxiés par le froid, et qu'on est parvenu à ranimer, n'auraient point terni ce miroir; tandis qu'au contraire, les corps des cadavres encore chauds, — ils le sont souvent pendant douze heures, — exhalent des vapeurs qui le ternissent. Plusieurs fois j'en ai fait et vu faire l'expérience.

Le galvanisme, dont on n'a pas encore osé généraliser l'emploi, est cependant, à peu près, le seul agent dont il soit fait mention honorable dans le *Dictionnaire de Médecine.*

Voici, au surplus, selon les savants rédacteurs de ce livre immortel, quels sont les trois signes certains de la mort :

1° *La rigidité cadavérique.*

Comme je l'ai dit, beaucoup de praticiens ne sont point de cet avis ; plusieurs d'entr'eux, Bichat, Haller, etc., ont nié que cette rigidité fût constante; et, enfin, répétons-le à satiété, *la désolante logique des faits donne raison aux opposants.*

2° *L'absence de contraction musculaire sous l'influence des stimulants électriques ou galvaniques.*

A cet égard, les praticiens sont loin d'être unanimes; et ceci provient, sans doute, de ce qu'on n'a encore recueilli que très peu d'observations probantes.

On se demande, par exemple, d'après les observations qui ont été faites par Aldini (26) et par Montgiardini (27), si celui dont un membre paralysé se refuse aux contractions musculaires sera considéré comme mort ?

Dans certains cas, on peut, d'ailleurs, obtenir des contractions musclaires sur des corps entièrement privés de vie. J'en ai fait l'expérience.

3° *La putréfaction.*

Ici, et sauf toutes réserves à l'égard des autres signes, il n'y a point de contradicteurs.

Évidemment, la corruption putride, — la putréfaction cadavéreuse, bien entendu, — est un signe certain de mort.

« Le signe le plus certain de la MORT, » — dit M. Orfila, — « est la PUTRÉFACTION bien caractérisée (28). »

Il y a plus :

« On n'a de preuves infaillibles de la MORT, » — Selon Zacchias, Terrili., etc. — « que dans un commencement de PUTRÉFACTION du corps. »

---

(26) *Essai sur le galvanisme.*

(27) *De l'application du galvanisme à la médecine.*

(28) *Secours à donner aux personnes empoisonnées ou asphyxiées.* 2e édit. 1825, page 242.

« LA PUTRÉFACTION, » — dit Portal, « EST LE
» SEUL VRAI SIGNE DE MORT... C'est donc un de-
» voir sacré d'attendre, avant d'ensevelir un corps,
» qu'il soit réduit à cet état où sa mort ne puisse être
» douteuse (29). »

» LES SIGNES DE LA MORT, — LA PUTRÉFACTION
» EXCEPTÉE. — NE SONT QUE NÉGATIFS. CHACUN D'EUX,
» PRIS SÉPARÉMENT, EST INCERTAIN... CES SIGNES SONT
» TROMPEURS ET ONT TROMPÉ MILLE FOIS. » — Thiéry. —
« IL N'EST QU'UN SIGNE DE RÉEL ET D'ABSOLU : C'EST LA
» PUTRÉFACTION. LA PUTRÉFACTION EST LE CACHET
« DE LA MORT. » — Julia de Fontenelle. —

« LA PUTRÉFACTION EXCEPTÉE, CHACUN DES SIGNES DE LA MORT PRIS SÉPARÉMENT, *ne donne qu'un très faible degré de certitude* (30).

---

(29) « C'est un axiôme généralement adopté qu'à la *mort* il n'y a
» point de remède; nous osons cependant assurer, fondés sur la con-
» naissance de la structure du corps humain et sur un grand nombre
» d'observations, qu'on peut GUÉRIR LA MORT; c'est-à-dire rappeler le
» mouvement suspendu du sang et des vaisseaux JUSQU'A CE QUE LA
» PUTRÉFACTION MANIFESTÉE nous fasse connaître QUE LA MORT EST
» ABSOLUE, que l'irritabilité est entièrement anéantie; nous pouvons
» espérer d'animer ce principe, et nous ne devons rien oublier pour
» y réussir... La crainte d'une raillerie déplacée ne balancera ja-
» mais, dans l'esprit d'un médecin sensé, l'intérêt du public, et ne
» le fera jamais manquer à son devoir... L'espérance de réussir doit
» engager les médecins à ne pas abandonner les morts; un seul
» succès peut dédommager de mille tentatives infructueuses... D'ail-
» leurs, rien n'est propre à augmenter la réputation et l'intérêt
» qui en est d'ordinaire la cause. » *Encyclopédie des Sciences*, etc.
Art. MORT.

(30) *De la Léthargie et des Signes qui distinguent la mort réelle de la mort apparente*. F. L. Pichard, médecin. 1830. On ne saurait trop recommander la lecture de cet excellent opuscule.

« ... C'est qu'en effet, d'après les observateurs les » plus judicieux, LA PUTRÉFACTION EST LE SEUL » SIGNE INFAILLIBLE DE LA MORT *définitive*. Encore ne » doit-on pas s'en laisser imposer par la mauvaise » odeur qui peut, pour des causes très-diverses, s'ex- » haler du corps d'une personne qui serait seulement » dans un état de *mort apparente*. Tous les signes ac- » cessoires, tels que le *refroidissement*, *l'absence de la* » *respiration et de la sensibilité*, ET MÊME LA ROIDEUR » CADAVÉRIQUE, ne peuvent donner que des présomp- » tions insuffisantes dans une affaire d'une aussi grave « importance (31). »

Tel est encore le sentiment de Stalh, Boërhaave, Fabri, — Amatus Lusitanus, etc., et de la plupart des praticiens modernes.

Mais quoi! dans une foule de circonstances, la mort est précédée d'une asphyxie plus ou moins longue ; sa durée peut dépasser toutes nos prévisions ; dans la mort imparfaite, comme dans la mort absolue, dis-je, il y a arrêt de la circulation, suspension des mouvements vitaux ; et ces signes sont tellement trompeurs, que des sociétés savantes, de simples particuliers même, ont cru devoir fonder des prix pour récompenser le citoyen qui en découvrira d'infaillibles ; des évènements aussi terribles qu'humiliants pour nous,

(31) *Encyclopédie des gens du monde*. Édit. 1843. Art. MORT.

nation civilisée, se reproduisent journellement; — à Provins, à Morestel, à Gex, à Lyon, à Bordeaux, à Marseille, à Nantes, à Louviers, à Dôle, à Toulouse, à Douai, à Poissy, à Narbonne, à Reims, à Avranches, à Villeneuve-le-Roi, à Rouen, à Pau, à Versailles, à Renfeugères près Pavilly, à Perpignan, à Pont-à-Mousson, etc., etc., etc., etc.

— Oui, des hommes réputés morts et mis dans la bière, ou dans le tombeau même; des hommes, ainsi abandonnés de tous, reviennent subitement à la vie: et on persisterait à repousser toute proposition qui tendrait à nous préserver des illusions des signes négatifs de la vie et des signes positifs de la mort!

Plein d'un fanatique respect pour la science des hommes, on voudrait rester dans le *statu quo!*

De deux choses, l'une:

Ou bien ceci ressemblerait à de la présomption et à de l'opposition systématique; ou bien les praticiens, les savants de l'Allemagne, — ceux-là qui ont protesté les premiers contre le dogme absurde de l'infaillibilité scientifique, en participant à la fondation des *Maisons mortuaires* — seraient profondément crédules et profondément ignorants!

Choisissez. Mais, — ainsi que vous l'avez déjà fait, — ne donnez plus le change à mes paroles. En cherchant à constater l'impuissance des vérifications de la science, dans certains cas, je n'ai entendu contester ni sa haute utilité, ni sa marche accélérée qui, certes, doit frapper d'admiration les moindres observateurs.

CONCLUSION.

Monseigneur,

Je me résume en m'adressant personnellement, de nouveau, à votre Altesse :

Les signes de la mort sont généralement douteux.

Comme la maladie, la mort a des aspects et des formes variées; elle subit des phases qui mettent journellement en défaut la science de l'observateur.

Aussi, fréquemment, des individus réputés morts et abandonnés comme tels, sortent assez à temps de leur léthargie profonde pour n'être pas enterrés vivans.

Le délai fixé par la loi, entre le décès et l'inhumation, est évidemment trop court; d'ailleurs, ce délai n'est ni religieusement ni rigoureusement observé !... dans beaucoup de localités, — surtout dans les hôtelleries et dans les campagnes, — il est de notoriété publique que la déclaration des décès est souvent faite *prématurément*, *inexactement*, *mensongèrement*, et ce, dans le but coupable d'activer les funérailles.

Pour suppléer à l'insuffisance DÉMONTRÉE des vérifications scientifiques ; pour que les prescriptions de la loi ne soient plus éludées ; pour prévenir le retour de tant d'événements lamentables dont chaque jour nous apporte les récits :

Je demande : QU'IL SOIT ÉTABLI DES MAISONS MORTUAIRES *dans les cimetières de chaque commune, afin que les corps de ceux dont le décès aura été officiellement constaté* Y SOIENT, *à l'issue de la cérémonie religieuse* — GARDÉS JUSQU'A L'HEURE OU LES SIGNES CARACTÉRISTIQUES ET SEULS INFAILLIBLES DE LA MORT — CEUX DE LA PUTRÉFACTION — SE SERONT MANIFESTÉS.

On reproduira, sans doute, la question suivante :

S'agit-il d'abolir la cérémonie religieuse des funérailles ?

Non certes. Il s'agit, simplement d'en modifier la forme.

La Religion — qu'il faut bien se garder de calomnier, — a pour but l'amélioration progressive et indéfinie de la condition humaine. Envisagée sous ce point de vue rationnel, il me semble également rationnel d'affirmer que, relativement à une institution de prévoyance et d'humanité ; d'une institution qui doit nous mettre à l'abri du danger affreux de donner la sépulture aux vivants ; de réduire ceux-ci aux cruelles extrémités du désespoir, de la faim, de la rage et du blasphème, — la Religion ne saurait être un obstacle.

« Les hommes — dit Fénélon — n'entendent point » ce que c'est que la religion quand ils la font consister uniquement dans le culte extérieur. Ce culte » en est l'expression et non la forme. L'essentiel de » la religion consiste donc, etc.

Namque curatio funeris, conditio sepulturæ, pompa exsequiarum magis sunt vivorum solatia quam subsidia mortuorum. — De civit Dei.

» La pompe des enterrements, intéresse plus la vanité des vivants que la mémoire des morts. » La Rochefoucauld, *Maximes.*

Tel est, Monseigneur, l'objet de ma nouvelle pétition; pétition en faveur de laquelle je réclame, avec confiance, toutes vos sympathies.

Daignez, Monseigneur, agréer mes salutations respectueuses.

HYAC. L. DE KERTHOMAS.

MEMBRE DE PLUSIEURS SOCIÉTÉS SAVANTES.

— *Palamos, janvier* 1852 —

OPINION

DE DIVERS ORGANES DU POUVOIR ET DE LA PRESSE.

Extrait d'un Compte-Rendu. *Revue Indépendante* du 25 Janvier 1846. — « M. de K*** vient de publier » une troisième brochure sur les *Dangers des inhumations prématurées*. Dans ce nouveau mémoire, » plein de faits aussi intéressants que terribles, l'au» teur a discuté toutes les considérations morales » théoriques et pratiques qui se rapportent à son » sujet. Il a particulièrement insisté sur l'insuffisance » absolue de tous les signes de la mort, à part un » seul, la putréfaction. Cette discussion, appuyée sur » des expériences, *sur l'autorité des plus illustres* » *médecins*, et sur la logique encore plus éloquente » des faits, *démontre clairement l'imprévoyance dé*» *plorable de la législation actuelle sur les inhu*» *mations, etc.*

» Les chambres devraient prendre en considération » les projets de réforme et les remèdes que M. de K*** » propose, dans ses pétitions et ses excellents mé» moires. » Docteur B**

A l'occasion de ce troisième mémoire, dont la *Revue Indépendante* a rendu compte dans les termes ci-dessus relatés, l'auteur a reçu la lettre suivante de M. le Ministre de la Guerre :

« Monsieur, j'ai communiqué au conseil de santé » des armées de terre l'opuscule que vous m'avez » adressé et qui traite du danger des inhumations » précipitées.

» Le conseil (1) m'a fait connaître que le sujet traité
» par vous, dans cette brochure, est assez important
» pour qu'il y ait utilité à la répandre, et il m'a pro-
» posé d'en autoriser l'achat pour les bibliothèques
» des hôpitaux militaires.

» J'ai, en conséquence, donné l'ordre de faire com-
» prendre cet ouvrage dans la liste de ceux qui pour-
» ront être accordés cette année aux établissements
» dont il s'agit, etc., etc. » 2 Février 1846.

« M. de Kerthomas vient de publier un ouvrage sur
« le danger des inhumations trop précipitées... L'auteur
« prouve que les moyens employés jusqu'ici pour cons-
« tater la mort réelle sont insuffisants. Il cite les exem-
« ples de personnes revenues à la vie après plusieurs
« jours d'une léthargie que les médecins les plus habiles
« ont confondue avec la mort. La chambre des députés
« appréciant, etc.... a renvoyée cet écrit au ministre.

(*Gazette de France*, 27 août 1837.

—

« ..... Je ne suis point la seule qui ait trompé l'œil des
« gens de l'art. J'avais cinq ans lorsque le docteur M***
« ordonna qu'on ensevelit mon corps ; et cependant, ce
« docteur n'était rien moins que mon père.

Comtesse de B***. (*Lettre à l'auteur.*)

—

« Quoique ces méprises soient rares, il faut en ga-
« rantir l'humanité. Nous n'avons pas le droit d'enter-
« rer les vivants, et personne ne se soucie d'être victime
« de notre promptitude en fait d'inhumation. Ceux-là

(1) Composé de MM. Moizin, Gasc, Bégin, Pasquier, Brault, Baron Michel, Baudens, Judas, *secrétaire*. — *Note de l'auteur.*

« même qui font le moins de cas de la vie ne veulent
« pas être exposés à souffrir les tourments d'un pareil
« supplice. VIENNET de l'Académie Française.
(*Lettre à l'auteur.*)

« Vous savez que l'homme ne marche qu'à pas lents
« et mesurés dans la voie des améliorations; je n'ose
« prédire quel sera le jour où l'on fera droit aux motifs
« vraiment louables qui vous ont dicté cet écrit.
Général LAFAYETTE. (*Lettre à l'auteur.*)

« ... La lecture que j'en ai faite m'a inspiré d'autant
« plus d'intérêt que cet ouvrage m'est parvenu au mo-
« ment que je venais, moi-même, d'appeler l'attention
« des officiers de l'état-civil sur le danger des inhuma-
« tions précipitées. LE PRÉFET de Seine-et-Marne.
(*Lettre à l'auteur*, 1835.)

« ... Je vais porter votre brochure à mon départe-
« ment ; elle sera publiée par extraits, dans le *Mémo-*
« *rial de la Dordogne*, journal que j'ai fondé pour
« répandre des vérités d'utilité publique. Celles que
« contient votre œuvre de philantropie sont du premier
« intérêt. Maréchal BUGEAUD. (*Lettre à l'auteur.*)

« En lisant votre dernière brochure, il est impossible
« que les plus apathiques ne soient pas touchés de
« votre zèle et des raisons puissantes que vous oppo-
« sez à vos contradicteurs » H. J. BÉRANGER.
(*Lettre à l'auteur.*)

www.ingramcontent.com/pod-product-compliance
Ingram Content Group UK Ltd.
Pitfield, Milton Keynes, MK11 3LW, UK
UKHW021506260726
13993UKWH00004B/1573

9 782329 342498